AF311789

# TRAITÉ

## DE L'EAU
### DE
## MILLE·FLEURS
### REMEDE A LA MODE.

*LES NOTES MARGINALES*
*montrent ce qu'il contient.*

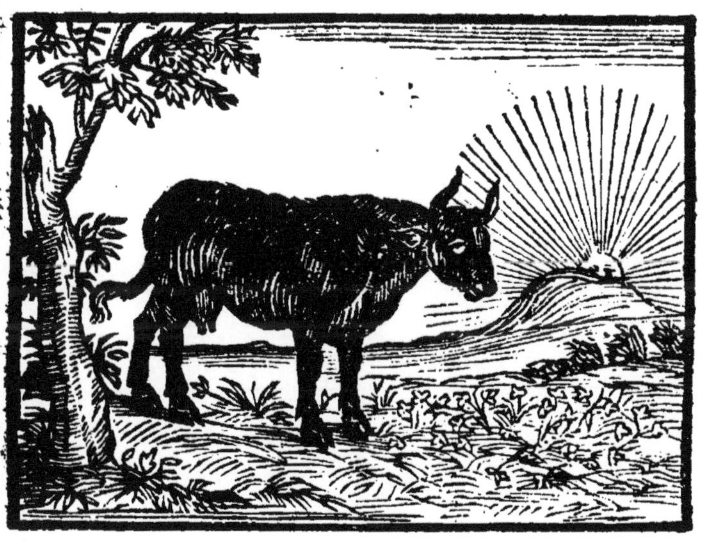

A LYON,

Chez la Veuve de J. B. GUILLIMIN,
& THEODORE L'ABBE' Libraires,
ruë Merciere.

M. DCC. VI.

*AVEC PERMISSION.*

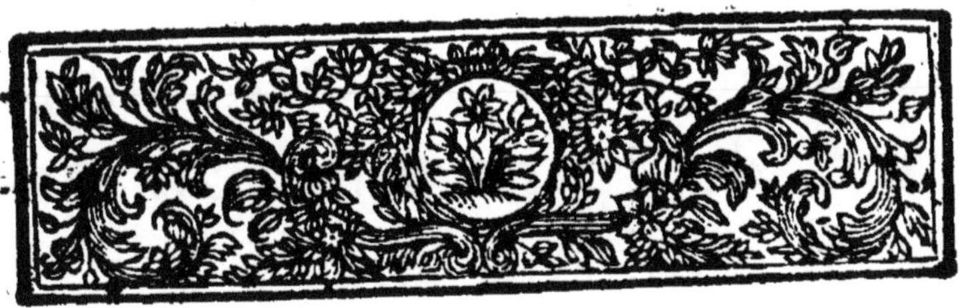

# PREFACE.

LE jugement précipité & l'i-
gnorance font les parens de
la prévention, celle-ci engendre
souvent l'erreur. Eſt-il permis
à un eſprit raiſonnable de ſe
porter à juger d'une choſe ſans
la connoître, & ſans vouloir
ſe donner le temps de l'examiner ? non ſans doute, cependant on entend parler d'un remede qui a fait du bien à
quelques uns : tous ne l'ont pas
éprouvé : peu de gens le con-

noiſſent ; on conclut pourtant du particulier au general , & l'on aſſeure que ce
remede eſt bon pour tous les
hommes & pour toutes les maladies. Ce jugement n'eſt il pas
plein d'ignorance & de précipitation ? peut-il être exempt
d'erreur ?

Je dévelope le miſtere, l'eſprit en cela péche moins que
le cœur. Nous voulons tous
etre heureux , & comme la
ſanté eſt le premier des biens
& la ſource de tous les bon-
heurs de cette vie, l'amour que
nous nous portons , nous fait
ſouhaitter un remède capable
de nou la conſerver,& de nous

la rendre toutes les fois que
nous l'avons perduë. On nous
asseure que l'Eau de Mille-
fleurs est ce remede souve-
rain ; nôtre cœur s'y rend plûtôt que nôtre esprit ; le desir
agit plus en nous que le raisonnement , ce même desir
nous est si naturel, qu'il flate,
seduit & entraine nôtre raison, sans nous donner le temps
d'y refléchir & sans nous per-
mettre de nous désabuser. Faut-
il s'étonner si chacun a crié
Hosanna. Si tost que l'Eau
de Mille-fleurs a paru ; mais
ces cris d'allegresse ont ces-
sé d'abord que l'on a vû quelques effets de ce remede con-

traires à ce que l'on atten-
doit de luy. Quelle incon-
stance ! quelle legereté ! quel
manque de reflexion, pour
ne pas dire quel peu de
bon sens. On voit réuſſir ce
remede, ſur quelqu'un, il
eſt bon dit-on pour tous. On
le voit manquer ſur quelqu'autre, ſon procès eſt fait, il ne
vaut plus rien ; voila le ſenti-
ment du public.

LA MEDECINE qui eſt
ſage & prudente, également
éloigné de la précipitation à
loüer & à blâmer, & qui ne
ſe fonde que ſur les experiences & ſur le bon ſens, juge
des choſes qui regardent la

fanté publique bien autremént
que le commun des hommes.
C'eſt cette ſcience que j'ay
conſultée ſur la verité de ce
remede, & l'on verra la preuve de ſes reponſes dans la lettre qu'elle m'a dictée. Son ſen-
timent en abregé, eſt que ce
remede eſt bon ; qu'il n'eſt pas
univerſel ; & qu'il eſt dange-
reúx d'en faire l'epreuve ſans
raiſons.

Ma lettre étoit écrite pour
un Docteur en Medecine à
qui les termes de l'Art, ſont
parfaitement connus, & quelle
netteté que j'aye taché d'y ap-
porter peut étre y trouvera-t'on
quelque choſe à redire: cepen-

A iiij

dant je ne peux la refuser plus long temps à mes amis qui me font l'honneur de me la demander.

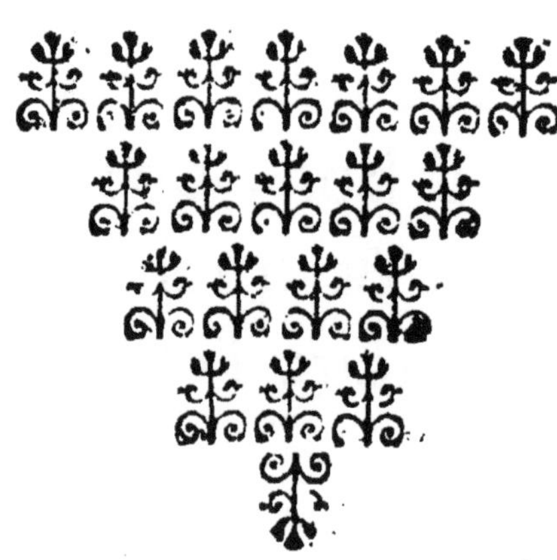

# COPIE

## D'UNE

# LETTRE

DE M. P. DOCTEUR
en Medecine aggregé
au College de Lion.

*A Mr. CHIRAC DOCTEVR*
*& Professeur en la faculté*
*de Medecine de Montpelier.*
*Laquelle peut servir de*
*dissertation sur l'Eau de*
*Mille-fleurs.*

MONSIEUR
Je viens vous témoigner le
plaisir que j'ay reçû de la re-

ponse que vous m'avez fait
l'honneur de m'écrire sur la
consultation que je vous avois
adressée. La personne pour
qui je vous consultois en a été
d'autant plus consolée, qu'elle
a vû la conformité du sentiment d'un homme de vôtre
mérite & de vôtre doctrine à
ce que je luy avois déja dit
sur la complication fàcheuse
de sa maladie ; cela ne s'est
pas moins trouvé heureux
pour moy , que satisfaisant
pour elle.

Vous voulés bien Monsieur
qu'avec le remerciment que
je vous en fais , je vous com-
munique les essais d'un remede nouvellement établi à
Paris , à Lion & même dans
la Province ; il n'est pas à la
verité indifferent , & chacun
s'y est porté avec une facilité
si merveilleuse , que presque
un tiers des honnestes gens de
cette Ville l'ont mis en pratique dans le mois de May

Remède
à la mo-
de.

dernier. Je vous en dirai Monfieur le fuccés, & les obfer-
vations que j'en ay pû re-
cueillir, fi vos occupations
vous permettent de m'accor-
der une demi-heure par maniere de délaffement.

Ce remede n'eft autre chofe *Ce que c'eft.*
que le piffat de la Vache tout
chaud : je dis *Piffat* en parlant
d'une bête, & non urine, parce que ce dernier terme convient précifement à l'homme.

On l'a nommé, pour parler *Nom plus honnête.*
plus proprement, *Eau de Mil-*
*le-fleurs*, & bien que ce nom
fignifie depuis long-temps parmi les Pharmaciens, l'eau diftillée de la fiante de la Vache,
qui a été amaffée au printems,
comme elle eft décrite par
*Mr. Charas. dans fa Pharmacopée*
*Royale. part.* 3. *ch.* 14. On n'a pas
laiffé de le donner au Piffat.

La même raifon a fervi à *Son Etymo-logie.*
l'Etimologie de ce terme dans
l'une & dans l'autre figni-

fication , laquelle eſt tirée de ce que l'on prend ces deux excrémens dans le temps que la Vache paît des prés fleuris; & puiſque l'uſage qui eſt l'arbitre des langues vivantes a conſacré un nom commun à deux differentes choſes , on peut appeller le piſſat de la vache *Eau de Mille-Fleurs naturelle* , & l'autre Eau de Mille-fleurs artificielle.

*Pré-vention en faveur de ce re-mede.*    Le public qui eſt aſſez facile à ſe laiſſer prevenir l'a d'abord reçûe comme un remède univerſel pour toute ſorte de maux , & ſpécialement pour ceux de l'eſthomac , pour la goute , la ſciatique , le rhumatiſme , la paralyſie , l'hidropiſie , la jauniſſe , la fievre &c. On l'a crûe propre à toute ſorte d'age & de ſexe , faiſable, dans la preſſante néceſſité en tout temps & en tout lieu. Si j'avois donné la-dedans, j'aurois mis la clef ſous la porte de mon cabinet , mais l'experience,

perience m'a confirmé ce
que la raison m'avoit déja
dit , que ce remede , quoyque véritablement éfficace en
certains cas , a pourtant be-
soin d'estre rangé en sa Classe
& distribué selon les occa-
sions , les maladies les personnes & les temps diffe-
rens.

La qualité de ce remede en
general a été eonnüe des Medecins depuis long-temps , il
a même été pratiqué diver-
ses fois. Galien avoit hor-
reur de la boisson des urines :
car il l'a nommé un remede
horrible. *Gal. libro* 10. *simpl.*
*medicam.* Plusieurs Autheurs
célébres en ont écrit fort au
long , & j'avois lû autrefois
que le pissat de la vache étoit
bon contre l'epilepsie , ( il
faut entendre à mon sens une
espece d'epilepsie commune
aux jeunes gens qui n'est pas
idiopathique & qui ne vient
que des crudités des premie-

Il n'est
pas nou-
veau
dans la
Medeci-
ne.

B

On se
fert du
piffat de
diffe-
rens ani-
maux.

res voyes ) que celuy du San-
glier & du Bouc étoit specifique contre la gravelle ; que
celuy de l'Ane fervoit pour
les maux des reins , pour la
galle , pour la douleur de la
goute appliqué exterieurement avec fa boüe , que celuy des Brebis noires ou rouf-
fes eft specifique contre l'hi-
dropifie , fi on en prend inte-
rieurement cinq ou fix onces
pour chaque doze , & bien
d'autres dont. *Avicenne, Hof-
man , Matthiole , Schroder &c.*
ont écrit.

Et de
l'urine
humai-
ne.

L'urine de l'homme n'a pas
moins de vertus fingulieres ;
elle eft plus falée que celle
des animaux *a fale efculento* , &
elle contient même plus de
parties armoniacales volatiles ; elle eft réfolutive , dé-
terfive , faponaire , elle refifte
a la corruption , elle préferve
& guerit de la pefte , & des
maladies vénéneufes , elle eft
bonne contre la jauniffe , l'hi-

dropifie & obftructions des vifceres. ~~Prife~~ exterieurement elle deffeche la galle, & refout les tumeurs, nous y ajoûtons même quelquefois du favon : qui ne fait qu'augmenter fes principes : car il en contient d'analogues a ceux de l'urine & il agit de la même maniere, elle mondifie les ulcéres, même les vénéneux & malins, elle préferve de la gangréne &c. L'urine diftillée eft encor fpecifique pour certains ulceres des oreilles j'ordonne tous les jours avec fuccés des remedes dont l'urine des enfans fait la baze, dans plufieurs accidens.

*Zacutus Lufitanus dans fa pratique admirable lib.* 2. *obfervat.* 25. dit qu'il ordonne dans les coliques violentes, huit onces de l'urine d'un enfant avant l'âge de puberté qu'il la méle avec du miel écumé, & la fait boire toute chaude, il

Zacutus l'ordonne contre la colique.

aſſure que tous ceux à qui il l'a donnée ont été promptement gueris , ce remede leur faiſoit faire bien des vents par le haut & par le bas , & leur lachoit beaucoup le ventre. Le même Auteur dit : *lib. 3. obſervat.* 90. ( aprés *Dioſcoride Dioſcor. lib. 2. cap.* 73. & aprés Avicenne *Avic. lib. 2. tract. 2. cap.* 725. ) qu'un homme en beuvant de ſa propre urine peut ſe guerir de l'hidropiſie commençante & même il ajoûte du venin de la vipére , ce qu'il prouve par une hiſtoire particuliere d'une jeune fille , qui avoit été morduë d'une vipére au petit doigt du pied gauche , elle avoit la jambe enflée juſqu'au genoüil, & même livide , une grande ſoif, des inquietudes , & par intervalle des défaillances de cœur ; c'étoient autant de ſignes de l'impreſſion & action du vénin ſur ſon ſang ; trois heures aprés ſa morſure elle

Et con tre le venin de la vipe re.

fut scarifiée, & l'on employa
tous les remedes les plus con-
venans tant internes, que to-
piques, lesquels furent con-
tinués pendant quinze jours;
cependant la malade avoit toûjours des inquietudes, & des
insomnies, & même des maux
de cœur : il sortoit aussi de sa
playe une mauvaise sanie; enfin ce qui la guerit unique-
ment fut de l'urine d'enfant
toute chaude avec un peu de
sucre prise à jeun à la quantité
de deux onces pendant huit
jours de suite. Lorsqu'on veut
se servir pour remede de l'u-
rine humaine, on prend toûjours celle des enfans bien
sains, parce qu'elle est plus
balsamique, moins salée &
moins acre par raport à leur
âge, que celle des grandes
personnes, dont l'intempe-
rance dérange souvent aussi la
santé.

Les Medecins ne sçavent
pas seulement les qualités des

On se sert aussi de la Civette Occidenta-le.

urines, mais celles encor de la
Civette Occidentale, *Zibetum
vel sulphur Occidentale hoc est
stercus humanum.* Qui sert à faire meurir & percer des pa-
naris , des bubons, charbons
& autres tumeurs appliquée
en cataplasme : bien plus on
la donne intérieurement ou
fraiche ou seche delayée dans
quelque liqueur appropriée
contre le jus du napel , qui est
un poison tres prompt dont
elle est le contrepoison infaillible : elle est aussi l'unique
antidote contre le suc d'une
certaine plante dont les habitans de l'Isle de Java empoi-
sonnent leurs fléches , *cecy est
raporté dans le journal des sça-
vans.*

Ce que
c'est
qu'ex-
crement  Les excremens ne sont pas
méprisables en eux mêmes ,
quoyque ce soient des substances inutiles à la vie de l'animal , *à quo excernuntur* , d'où
elles ont tiré le nom de *ex-
creta* ou *excrementa* , leur odeur

n'est désagreable aux hommes à qui ces matieres sont
disproportionnées , que par
les parties qu'elles contien-
nent de souffres terrestres agitées par des sels grossiers , qui
ébranlent leurs nerfs olfactifs
trop rudement ( mais déli-
cieusement ceux du Cochon )
cependant les excrémens renferment dans leur masse grossiere , bien des parties volatiles & même nourrissieres pour
certains animaux, qui en man-
gent. D'ailleurs une infinité
de vers , de mouches & d'autres insectes y trouvent le principe de leur vie & des esprits
seminaux pour ainsi dire &
prolifiques , qui vivifient &
fecondent les œufs de ces mêmes insectes qu'ilsfont éclore
& nourrissent aussi les animaux qui en sortent,que nous
sçavons fort bien par l'aide du
Microscope être organisés souvent avec plus de mécanique
que les animaux que nous cro-

B iiij

vons les plus parfaits, & dont l'origine est bien éloignée d'une vile corruption, qui n'a été que dans l'esprit de ceux qui n'avoient pas encor connu les merveilles de la nature. Peut-on voir rien de plus merveilleux que la fabrique du moucheron par exemple, *voyés le R. P. Bonnanni dans sa Micrographie curieuse*, chapitre 6. Quelles merveilles d'optique ne voit-t'on pas dans les yeux des insectes qui excellent par ce sens sur tous les autres animaux, ce que la sagesse de la nature à fait ainsi pour garantir leur fragilité des injures de tous les corps qui les environnent. *Voyés les lettres de Mr. de Pugét au R. P. L'amy &c.* Ainsi la matiere que nous nommons excrément d'un terme relatif, est proprement un composé de substances actives, vivifiantes & animées capable de donner la vie & l'ame à une

infinité de corps organifés &
vivants. *Tulpius dans fes obferv.*
*Medecinales livre* 2. dit qu'un
Medecin d'Amfterdam fit avec
fon urine dix-neuf petits animaux comme des cloportes ;
qu'une femme au bout d'u-
ne maladie en faifoit tous
les jours cinq ou fix &c. On
à fi fouvent vû des faits de
cette nature , il n'y a qu'à
lire la differtation curieufe de
Dominique de Marinis me-
decin romain. Ces fortes d'a-
nimaux non feulement pren-
nent naiffance dans l'urine :
mais encor s'y nourriffent & y
croiffent. Que fi les parties des
corps vivants qui ont un principe de vie & font capables
de le communiquer, font plus
nobles que les corps inanimés
dans l'ordre de la nature , il
s'enfuit que l'excrément inê-
me d'un animal , eft d'une
claffe & d'un rang fuperieur à
tout ce qui eft inanimé , par
confequent à tous les mine-

raux & metaux, oserai-je le
dire, à l'or même, qui n'est
que dans cette seconde Classe,
quoyque le plus estimé de
tous les corps qui la composent, de même que le premier
des roturiers est inferieur au
dernier des Nobles dans l'ordre de la politique. La sim-
plicité de la nature considere
les choses d'un autre œil que
l'ambition des hommes : car
celle-là qui est sans passion,
laisse toute chose dans son
rang, mais ceux-cy en trans-
portent le prix à leur gré, &
ne reconnoissent pour juges
du merite que l'opinion & le
caprice. Disons de plus que
rien n'est vil dans le grand
monde, & que la nature n'a
point de partie honteuse, puisque le même Createur a tout
fait avec la même Sagesse & a
mis autant de mécanique
dans la composition de ce que
nous appellons excrément que
dans celle d'un diamant ou

d'une perle. Avoüés Monsieur qu'il ne convient qu'à un Medecin d'entreprendre l'Apologie d'une matiere si odieuse : mais si l'on veut qu'elle entre dans la légende des medicamens ne faut-il pas détruire le mépris & l'aversion que l'on en conçoit naturellement.

Les Fientes de presque tous les animaux tant interieurerement prises, qu'exterieurement, ont aussi leurs vertus, c'est pourquoy l'on doit admirer la bonté de la providence d'avoir creé pour les maladies les plus frequentes & les plus facheuses des remedes si communs que l'on peut les trouver en tout temps & en tout lieu , afin que le remede fust aussi prompt que le mal ; parmi les Plantes, par exemple quelles vertus n'ont pas l'ortie , la renoüée , le chardon , le marrube , le verbascum, la fumeterre &c. Ces

fortes de remedes ne font me-
prifés & foulés aux pieds que
de ceux qui ne les connoiffent
pas. Je quitte ma digreffion
pour revenir au fait, ce n'eft
pas que je ne puffe citer plufieurs autres exemples pour
prouver l'ancienneté des remedes tirés des urines ; mais
vous les fçavés Monfieur
mieux que moy , & j'abufe-
rois trop de vôtre patience.

La premiere invention de
ce remede dans l'efprit qu'on
le prend aujourd'uy, eft deüe
aux Indiens , d'où vient que
quelques-uns le nomment le
*reme de Indien* Je ne doute pas
même que la fuperftition de
ces peuples n'aye eu beaucoup de part à fa decouverte.
*Mr. le Chevalier de Chaumont*
dit en parlant de la religion
des Siamois : qu'ils croyent
( puifqu'ils font dans le principe de la metampficofe, ) que
l'ame d'un homme de bien
felon eux , paffe aprés fa mort
dans

*Ce re-
mede
vient des
Indes.*,

dans le corps d'un Roy , où
d'un Talapoin *ou d'une Vache*;
ils regardent la vache comme
une divinité & la respectent
plus que l'Elephant blanc
quoyque celuy-cy soit servi en
vaisselle d'or à la Cour du Roy.
*Mr. Tavernier* dit la même
chose *part. 2. lib. 3. chapit.* 7.
*des voyages des Indes.* Voicy ses
paroles , " *mais ils croient que les* "
*ames qui entrent dans les corps des* "
*vaches sont bien - heureuses , parce* "
*qu'ils tiennent ces animaux pour une* "
*maniere de divinité* ; le même "
Autheur dit *dans le 3. tome* "
*qui est la suite de ses voyages chap.* "
15. De la religion & des super-
stitions dès Tunquinois que ces
peuples offrent des sacrifices
aux vaches , dont ils mettent
les statuës dans leurs Pagodes.
Plusieurs d'entre les Indiens
poussent la vénération qu'ils
ont pour la Vache jusque-là
qu'ils se croyent heureux, si en
mourant ils en peuvent tenir
une par la quëue , & bien

C

plus si dans ce même temps
la Vache pisse & qu'ils puis-
sent en recevoir tout au moins
quelques gouttes sur le visage , c'est une ablution pour
eux de tous leurs pechés &
un présage asseuré qu'ils doivent être heureux aprés leur
mort. Monsieur Tavernier *vo-*
*yage des Indes. part. 2. chap. 9.* dit
„ en propres termes. "Quand
„ quelques idolatres du pays de
„ Coromandel sont à l'article de
„ la mort, ils ne font pas comme
„ les autres qu'on porte mourir
„ au bord d'une riviere , ou d'un
„ étang, afin que leurs ames sor-
„ tant du corps soient lavées de
„ leurs ordures , ils ne font que
„ les porter auprés d'une vache
„ la plus grasse qu'ils peuvent
„ trouver: puis mettant le malade
„ contre le derriere de la Vache,
„ ils luy levent la quëüe & la
„ luy remuent pour l'exciter à
„ pisser : si elle pisse & que cela
„ aille sur le visage du malade,
„ tous les assistans en ont une

grande joye difant qu'il eft "
bienheureux : mais fi la Vache "
ne piffe point & que le mala- "
de meure fans avoir la face "
lavée de cette urine , l'enter- "
rement ne fe fait qu'avec trif- "
teffe. Quoy qu'il en foit il eft
conftant que les Indiens s'en
purgent aujourd'huy pour fe
purifier le corps auffi bien que
l'ame.

Un Gentil-Homme Efpag- <sup>Par qui</sup>
nol qui a fait un féjour de <sup>ce remè-</sup>
quelques années dans les Indes, <sup>de a été</sup>
& qui depuis ce temps-là a <sup>porté en</sup>
paffé en France , où il fert fa <sup>France.</sup>
Majefté , tient toûjours dans
fon équipage une jeune Vache <sup>Et par</sup>
noire , dont il fe fert pour foy <sup>quelle</sup>
& fes foldats. Cet Officier étant <sup>occa-</sup>
en quartier d'hyver dans la <sup>fion-</sup>
baffe Alface apprit que le
Maire de Haguenau étoit malade depuis trois ans dans un
lit , ou une telle langueur le
tenoit comme cloüé qu'aucun
remède ny aliment n'avoit pû
l'en tirer. Il alla par un princi-

C ij

pe de charité voir le Maire, &
luy fit par ses persuasions &
& par son exemple prendre de
l'Eau de Mille-Fleurs dont il
but avec luy ; le malade en
continua l'usage pendant dix
ou onze jours , & fut gueri
entiérement par des évacuations si douces qu'il n'en res-
sentit aucune foiblesse n'y in-
commodité. Cette guerison
prompte , parfaite & comme
miraculeuse , fit tant de bruit,
que l'eau de Mille-Fleurs fut
aussi-tôt proclamée dans toute l'Alsace,d'où deux officiers,
de guerre l'ont portée jusqu'i-
cy , cette même année à l'en-
trée du printemps. Lion a
ajoûté foy à l'histoire que je
viens de dire que ces Messieurs
ont attestée , & sur leur parole
chacun tant à la ville qu'à la
campagne en a fait l'essay dont
plusieurs se sont parfaitement
bien trouvés , & d'autres non,
en voicy les experiences en
abregé.

Généralement parlant , ce
remède a purgé par le bas les  humeurs vifqueufes, gluantes,
& platrées attachées à l'efto-
mac , & aux inteftins , & toutes les matieres fuperfluës ,
tant des premieres voyes , que
de la maffe du fang , à raifon
de quoy ceux qui avoient fup-
porté de longs dégoûts , &
mêmes des maux d'eftomac
tres frequens , & tres fatigans,
avec des laffitudes , foibleffes,
mauvaife couleur du vifage,
& extenuation des parties
charnües , le tout caufé par
des obftructions des glandes
ftomacales & inteftinales, peut-
être des pores bilaire & pan-
creatique par descouches de
matieres gipfées , & platreu-
fes , cuittes , & epoiffies depuis long-temps , ou autres,
ce qui retenoit , affoibliffoit,
& alteroit les levains , dimi-
nuoit , & vitioit les coctions,
& par confequent empêchoit
que les fucs néceffaires à nour-
C iij

rir, & reparer les parties folides, ne fuffent préparés & diftribués, aprés avoir pris ce remède qui les vuidoit fans douleur & fans violence huit, dix, douze, qûinze fois par jour, plus, ou moins, s'en font trouvés admirablement foulagés, ont pris beaucoup d'appetit, de force & de gayeté : cela eft de fait.

Differentes experiences. Quelques Demoifelles oppillées s'en font auffi bien trouvées, d'autres non.

Queiques uns qui l'ont pris fe portants bien, pour effayer s'ils vuideroient, le remède ne leur à fait ny bien ny mal, parce qu'ils ne fe font pas trouvés remplis.

On a vû que dans ceux qui avoient beaucoup vuidé, fitôt que leur corps à efté net, le remede à cefsé d'agir.

Lorfque ce remède à été pareffeux le premier ou fecond jour à faire fon évacuation ordinaire, on l'a pris en

lavement, ce qui a détermi-
né le reste par le bas, & il a
trés bien réussi:

L'effet, que j'ay observé le
plus digne d'estre remarqué
est en la personne de Mr. l'Abbé de M.... c'est un jeune
homme d'environ 23. ou 24.
ans, qui dépuis l'enfance, s'est
toûjours appliqué, aux étu-
des, & à la pratique des vertus, de sorte qu'il à acqui
un jugement formé avant
l'age, & capable des reflexions, & meditations les plus
serieuses, n'ayant aucun goût,
au contraire se sentant de l'a-
version, pour tous les amu-
semens, & les plaisirs les plus
innocens même des personnes
de son âge. Mais comme il
arrive tres souvent que l'esprit use les organes du corps,
il étoit tombé dans un état pi-
toyable, car l'aigre avoit tel-
lement dominé dans son sang,
que malgré tous les remèdes
ordinaires que l'art enseigne,

Cure admira-
ble faite
à Lyon,
par ce
remède.

foit bains, fomentations, faig-
nées , vomitifs , purgatifs,
amers , faponaires , eaux minerales & autres donnés felon
les indications , fon fang ainfi
que je l'ay dit , étoit fi fort dé-
généré de fon état naturel ,
que tous les récremens , &
levains étoient dérangés , il
fouffroit tous les jours au ma-
tin des vomiffemens abon-
dans , fa tête étoit fatiguée ,
& appefantie par des douleurs
infupportables & prefque con-
tinuelles , fon teint étoit devenu jaune , livide , plombé ,
fes yeux enfoncés, fixes, triftes,
& ternis , fon corps fec au dernier point , fans force & fans
vigueur, rien n'abondoit chez
luy que les obftructions, trois
ou quatre ans s'étoient paffés
dans ce trifte état , & en dernier lieu il n'étoit plus capable d'aucune aplication. Sur
la premiere nouvelle de l'eau
de Mille-Fleurs, il s'eft déter-
miné à la prendre , les trois,

ou quatre premiers jours elle
ne pouvoit point paſſer , &
luy donnoit ſi fort à la tête ,
& au cœur , qu'il ne pouvoit
ſe ſoûtenir , & encor moins
marcher, il étoit au non plus,
lorſque cét Eau ( pour le coup
admirable ) perça l'embarras ,
vuida beaucoup & non ſeulement entraîna le produit,mais
changea la cauſe ; le malade
continua pendant quelques
jours un remède dont il com-
mençoit à être bien content ,
aprés leſquels plus de maux
de tête , plus de vomiſſements
un appetit tres-vif ſucceda au
dégoût , ſon eſprit eſt rede-
venu capable de ce qu'il veut,
quoy-qu'il en menage les occupations , & ſi-tôt qu'il ſe
ſent le moindre embarras , il
prend une fois à jeun de ſon
remède , dont le ſecours luy
eſt immancable. Ma ſinceri-
té m'oblige à atteſter ce fait
parce que j'en ſuis témoin
oculaire.

Quelques-uns ont trouvé ce remède indifferent, car soit qu'ils en ayent été purgés ou non, ils n'ont cependant reconru dans leur santé aucun changement confidérable.

Quelques autres n'ont jamais pû le faire paſſer par le bas, & ont été contrains de le toûjours vômir & même avec des efforts. Il eſt vray que bien des gens ont vômi avec ce remède quantité de glaires, dont ils ont été foulagés, cependant fon effet le plus naturel doit être la purgation par le bas.



Un honête homme gras & replet fujet à la goute à voulu l'eſſayer, il a été vuidé en deux jours jufqu'au fang, dont il à été fort malade.

Un autre àgé d'environ quarante-cinq-ans en a pris feulement trois jours, & n'a pû le fupporter plus long-temps, par un vomiſſement de fang

tres violent , qui luy caufa
une éteinte de voix à quoy il
mit un promt remede par les
fecours de la medecine.

Une Demoifelle d'une tren-
taine d'années d'un fang tres
vif & petillant , fujette à des
palpitations & à de grandes
effervefcences que nous nommons orgafmes , à raifon de
quoy elle fe fait fouvent ou-
vrir la veine , s'en eft trouvée
auffi fort incommodée fi-tôt
qu'elle a voulu en prendre.

Quelques-uns aprés l'avoir
pris & avoir été trés bien purgés ont fouffert des chaleurs
dans la gorge dans les entrailles & dans tout leur corps fi
acres, & fi extraordinaires ,
qu'ils en ont été long-temps
malades.

L'eau de Mille-Fleurs donne
beaucoup à la tête , & fi fort à
quelques perfonnes , qu'elles
en font comme yvres , & ne
peuvent refter dans une cham-
bre fermée , mais il leur faut

le grand air , & font pour cela
contraintes de fe promener en
la rendant dans un jardin, d'autres n'avoient point de maux
de téte en la prenant:& en ont
fouffert de cruels aprés,l'avoir
quittée.

Je ne peux pas nommer les
perfonnes, parce que cela ne
convient point, il fuffit de dire,
que ces expériences, qui font
tres véritables, roulent toutes fur hommes , femmes &
jeunes gens , par conféquent
fur des perfonnes de different
âge & de differente conftitu-
tion.

Voilà en abregé les chefs
aufquels on peut reduire les
effets de l'Eau de Mille-Fleurs,
par où il paroît qu'ils font
comme de tout autre remède.
( Je m'étonnerois méme du
contraire ) ou bons, ou indiffe-
rens, ou mauvais , cela ne peut
étre autrement par rapport à la
difpofition particuliere des fujets qui la prenent. L'on peut
là-deffus

là-dessus former quelques axiomes de pratique ou aphorismes pour se fixer : car de ce qu'elle réüssit mal à quelques-uns, il ne faut pas tirer une fausse induction, qu'elle soit à mépriser, l'abus seroit égal de croire, ou que ce reméde devroit être propre à toute sorte de gens, & de maladies, ou que de ce qu'il ne convient pas à quelques-uns, ny en certains cas, il faudroit absolument l'abandonner. Il est impossible qu'un reméde quel qu'il soit puisse être efficace sur quelqu'un, qu'il ne se trouve nuisible à quelqu'autre, & si l'Eau de Mille-Fleurs ne faisoit du mal à personne, elle ne seroit pas non plus propre à faire du bien à personne, parce qu'elle n'auroit aucune disposition à agir, car si elle à de la disposition à agir, elle ne le peut faire que *positis ponendis*; ainsi elle pourroit étre inutile à tout le monde, mais



D

il est impossible qu'elle convienne & fasse du bien à tous.

S'il est à propos que l'experience precede les raisons d'un sistéme, il n'est pas moins utile de soutenir & d'accompagner l'experience par un raisonnement solide afin d'agir en Medecin métodique & non en empirique aveugle ; c'est ce que j'ay tâché toûjours de faire pour me rendre la pratique de la medecine la plus assurée, & la plus égale qu'il se puisse au travers de tant de fausses lueurs, dont elle est souvent moins éclairée, qu'obscurcie. C'est ce que je fais aussi aujourd'huy pour établir le juste usage de l'Eau de Mille-Fleurs, puisque j'essaie de raisonner sur la maniere d'agir aprés les experiences, que j'en ay recitées.

Il n'est pas mal-aisé de deviner les raisons de tous les effets cy-dessus, si l'on fait une petite réflexion sur les principes de ce remède. Il est en effet tres

composé , quoy que à la vûë
il paroisse simple , mais c'est
un paradoxe dont la solution
se trouve dans les considera- 
tions suivantes.

L'aliment de la Vache est
sans contredit , la matiere
prochaine de son chile , le
chile de son sang, & le sang de
son pissat; cét aliment consiste
en herbe,& cette herbe est un
assemblage de plusieurs simples
dont les vertus sont sensibles.

Nos prés produisent ordi- 
nairement *la grande Margue-*
*rite, la Scabieuse , la Chico ée sau-*
*vage , le Sainfoin , le Daucus , la*
*Primevere , le Lapais , Rague ,*
*Patience , le Mélilot , le Trefle ,*
*l'Eupatoire , la Centaurée , la*
*Germandrée , la Véronique , plu-*
*sieurs plantes antiscorbutiques &* 
*autres ,* toutes excellentes en
qualités. Parmi lesquelles il
en est d'aperitives , de laxati-
ves , de cordiales ; de diure-
tiques , de febrifuges de vul-
neraires &c. la Vache pait des

D ij

unes , & des autres indifferem-
ment , elle en trouve méme
fur *la lifiere des bois & le long des*
*haies* , de plus aromatiques ,
comme *la Benoite , Cariophilla-*
*ta , la Mente , le Pouliot , le Ser-*
*polet , le Lierre-Terreftre le Bugle,*
*L'armoife , l'Origan , L'epitime , &*
*autres.* Elle mange les feüilles
& les fleurs de ces plantes , &
quelques-fois les femences ;
dans les feüilles fe trouve le
plus de fel-falé & armoniacal,
dans les fleurs le plus de nitreux volatil & dans les femences le plus de parties hui-
leufes propres à les conferver,
tandis que dans les racines ,
qu'elle ne mange point , refte
l'acide & le nitreux le plus fixe.



    Parmi ces plantes les unes
ont plus de flegme , les autres
plus de fel , & plus de parties
terreftres , les autres plus de
principes falins volatils huileux : C'eft un compofé merveilleux des fucs les plus épu-
rés & les plus fermentatifs de

la terre, puisqu'ils s'élevent jufqu'a fa fuperficie.

Perfonne ne doute que la
terre ne foit remplie de parties fouffrées & inflammables
( les fources d'eaux Minerales
chaudes, les exhalaifons & les
volcans en font des preuves )
& d'un fel naturel, qui participe du nitre, du fel marin,
ou fel gemme, du fel armoniac, de l'alun & du vitriol,
tout cela melé avec quelque
humidité aqueufe fait ce que
l'on nomme les fucs de la
terre : mais ils font bien plus
fubtilifés & volatilifés dans le
corps des plantes qu'ils nourriffent par les differentes fermentations & digeftions qui
s'y paffent. Car aprés s'eftre fil-
trés à travers les pores de leur
racine, ils paffent de l'écorce
au corps ligneux, où ils fermentent ; de-là il pénétrent à
travers differentes infertions
par des canaux particuliers juf-
ques à la moëlle, où il fer-



Quels font les fucs de la terre qui entrent dans le corps des plantes.

Comment ils s'y perfectionnent.

mentent de nouveau, se purifient, & retournent au corps ligneux : ils montent de la racine dans la tige, où il reçoivent de nouvelles fermentations, & ils y circulent de même que dans la racine dans des tuyaux dont les uns montent, les autres vont horisontalement & en rayons de l'écorce à la moëlle, & de la moëlle à l'écorce ; les autres enfin sont Circulaires. Ces sucs qui composent la seve deviennent ainsi propres à la nourriture des differentes parties des plantes dans lesquelles ils circulent continuellement & à les étendre pour accomplir leur végétation. Il n'y a qu'a lire *Mr. Grevv. Mr. Malpighi, Mr. Lenvenhoec,* pour admirer l'organisation des plantes, dont la structure essentielle est la même, que celle des animaux : puisque les uns & les les autres ne font que des tissus & assemblages de vaisseaux

Conformité des plantés & des animaux.

arrosés par des liqueurs ( le sang ou la seve ) dont la vie est entretenuë tant par la fermentation & circulation continuelle des liquides, que par le ressort des solides & l'action reciproque des uns sur les autres, selon la pensée de l'ingenieux *Mr. Baglivi*.

La cause générale & instrumentale de cette fermentation, & du mouvement de ces sucs est un principe volatil nitro-aërien, dont la matiere subtile ( qui est la premiere cause creée du mouvement ) est armée. Cét esprit nitro-aërien circule sans cesse dans le grand monde ; il passe de l'air dans la terre, & de la terre dans les mineraux & vegetaux, ceux-cy le portent dans le corps des animaux dont ils font la nourriture, ce même principe retourne par la corruption des uns & des autres dans la terre, & de là derechef dans l'air : par où il

Cause qui entretient la vie de tous les corps vivans.

conste que cét esprit de l'air
anime tous les corps vivans,
& entretient par sâ circulation pour ainsi dire la vie du
grand monde.

*Cause de la fecondi-té des plantes.* L'experience fait voir que
rien ne contribuë tant à la
végétation des plantes que le
sel nitre, puisqu'il rend les
terres fécondes & aide mer-
veilleusement à la multiplica-
tion des grains que l'on fait
tremper dans sa solution avant
de les femer : mais ce n'est
pas seulement de la terre que
*Le ni-tre d la terre & de l'air.* les plantes reçoivent le sel
nitre, c'est encor de l'air, puis-
qu'elles respirent par leur tra-
chées, ainsi que la reconnu
*Mr. Malpighi.*, ce font des
fibres montantes tournées en
tuyau spiral toûjours remplies
d'air ; qui se méle au suc ali-
mentaire de la plante. Cette
partie nitreuse de l'air est encor mêlée dans le printemps
aux pluyes.

*Vere tument terra , & genitalia*
*femina poscunt ;*
*Tum Pater omnipotens fœcun-*
*dis imbribus Æther*
*Conjugis in gremium , læta def-*
*cendit , &c. P. Virg. Geor-*
*gic. lib. 2.*

Les pluyes chargées des prin- Les
cipes nitreux élastiques & fé- pluyes.
conds de l'air s'unissent aux
sels de la terre , qu'elles de-
trempent , & rendent la chaleur du feu contral vaporeuse,
par quoy les sucs sont mis en
mouvement , entrent dans les
racines & sont distribués par
toute la plante , dont les parties sont aussi agiteés & ra-
refiées par les rayons du Soleil , dont la chaleur ranime
toute la famille des végétaux
laquelle avoit été engourdie
durant l'hyver.

Il faut ajoûter à cela la ro- La rofée du mois de May dont tous fée de
les Philofophes , & les Chi- May.

mistes connoissent si bien le
merite. Le sel tiré de cette
rosée & regardé avec le Microscope paroît par sa figure
& par le nombre de ses angles
tout-à-fait semblable au sel
nitre , comme il est expliqué
dans le Journal Anglois cité
dans *Miscel. Medic. Phys. p.* 51.
Sa liqueur & ses sels nitro-
aëriens volatils sont beaucoup
plus subtils que dans la pluye,
puisque l'on en tire par la chimie un esprit qui dissout l'or.
La rosée augmente par ses sels
la vertu purgative de certaines plantes , comme des roses
pâles & elle purge même toute seule si on la cuillit de dessus ces mêmes plantes ; de
plus elle resiste au vénin des
animaux , elle rend la roüille
de fer apéritive en la rassasiant
de son sel acidonitreux. Il est
constant que la rosée entre
dans le corps des fleurs , & des
feüilles des plantes par leurs
pores , & quelle enrichit leurs

fucs de fes facultés. On ne
peut nier la porofité des feüilles & fleurs des plantes, puifqu'il s'en detache tant de cor-
pufcules, qui répandent dans
l'air leur odeur ; il en eft même dont la fuperficie fe voit
avec le Microfcope toute
trouée & à chaque petit trou
une gouttelette comme de
rofée, par exemple la feüille
du *Trifolium acetofum*, *ou alle-
luya* : Difons auffi que la terre
reçoit beaucoup de parties
falines fouffrées & fécondes
des fumiers que l'on y répand,
des excrémens des animaux
&c. La nature fage ramaffe
tout, & fait fes richeffes même *de ftercore*.

Voila quel eft l'aliment de la
vache au mois de May ; Tout
ce qui fe detache des entrailles de la terre de plus épuré
& de plus fubtil, tout ce que
l'art fcait y ajouter & y répan-
dre, & tout ce que l'air à de
plus actif & de plus vivifiant

qui entre dans la nourriture
des plantes , les rayons mêmes du Soleil s'uniſſent à leurs
ſucs, & les rarefient : ſans parler de la partie nitro-aërienne
que la vache reſpire par ſon
poulmon. Que ces principes
de flegme , de terre , d'huile
ou ſouffre , & de ſels alkali ,
acide , ſalſalé , fixe , volatil ,
& armoniacal, &c. Se rencontrent dans le corps des plantes , l'analiſe chimique le de-
montre & puiſque ces principes ont fermenté enſemble,
& ont animé des corps orga-
niſés tels que ſont les plantes,
ils ſont auſſi les plus propres,
qui ſe trouvent dans la nature , à nourrir d'autres corps
organiques plus compoſés que
les premiers , tels que ſont les
animaux.

Les plantes qui ſont autant
de corps vivants à leur maniere ſont mangées par la Vache , pour qui la nature les à
deſtinées , & faites avec tant
d'artifice,

*Les princi-pes des plantes ſont de-montré par l'a-nalyſe chymi-que*

*Les corps vivant ſe nour-riſſent de par-ties vi-vantes.*

d'artifice, & de mécanique, en les disposant à nourrir le corps d'un animal ; elles entrent dans son estomac, elles font long-temps broyées par la rumination, & mélées au levain digestif de l'animal, elles fermentent tout de nouveau avec ce levain aidé de la chaleur naturelle de la vache, & des autres causes qui concourent à cette action ; elles se changent en une liqueur propre à passer dans son sang pour animer ce nouveau corps organique, dans lequel elles font entrées, & dont elles commençent à faire partie. Il leur est arrivé déja bien du changement, & ce ne font plus des plantes, c'est un chile composé des mêmes principes qui étoient dans le corps des plantes, & outre cela des parties vivantes de l'animal qui s'y font jointes. Bref ce chile passe dans le sang, il s'y mêle à l'air de la respiration, & y reçoit le,

Le pif-
fat de la
Vache
feparé
du fang
& fes
princi-
pes.

tous les changemens que l'A-
natomie raifonneé nous en-
feigne. Le fang enfin chargé
de ferofités fuperfluës , & de
parties falines terreftres , &
autres qui ne peuvent entrer
dans la compofition de fes
globules , les depofe dans les
reins de l'animal qui font def-
tinés à défaler & epurer la
maffe du fang , & ces fels font
pouffés à la faveur d'une fero-
fité, ou d'une eau , qui les dé-
laie, mais il ne faut pas croire
que ces fels foient purs & de-
barraffés de tout autre principe , ce font en partie les fels
effentiels des plantes , c'eft-à-
dire que ce font des molecu-
les améres compofées de fels
acres mélés de terre & de fouffres en differente proportion ,
ces mêmes corps falins ont
des angles pointus , & roides
par lefquels ils emportent facilement avec eux des portions de fouffres , qui font
branchus & pliants , & qui

font l'huile du sang, c'est pour
cela qu'il se trouve parmi les
sels du *Fissat* des parties hui-
leuses , & souffrées non seulement de celles qui étoient
dans le corps des plantes, mais
encor de celles qui se font de-
tachées de la masse du sang
même. Si quelques souffres
font entrainés par les sels.
Quelques portions de terre
font aussi délaiées par l'eau,
& sortent de la composition
& liaison des souffres du sang,
que les sels ont divisés , ainsi
la serosité du pissat emporte
encor avec les sels les souffres
des parties terrestres de la
masse du sang. Il ne faut pas
douter qu'il n'y ait dans le
sang de la terre & des sels tres
solides , qui se separent par
les reins , puis qu'en s'unissant
ils perdent leur mouvement
de liquide & composent des
graviers quelquefois , qui font
les parties integrantes des
pierres , lesquelles font une

preuve incontestable de ces mêmes matieres terrestres, & salines contenuës dans la liqueur du sang. Outre tout ce que je viens de dire il s'echape encor par les reins bien des parties, de sel volatil de la nature du sel armoniac, qui sont passées parmi les autres matieres plus grossieres de cét excrément ; ainsi de tous les principes qui se trouvent dans le sang quelques salutaires,& utiles qu'ils soient, il s'en détache toûjours certaines portions avec les parties excrémenteuses: c'est pour cela que dans les hommes, les évacuations trop abondantes des excrémens mêmes affoiblissent. L'on tire aussi de l'urine humaine bien plus de parties salines volatiles armoniacales que des pissats d'aucun animal , parce que les sels qui ont commencé a fermenter dans la terre continuent à se volatiliser dans les plantes, plus encor dans les animaux qui s'en nourriſſent, & ils achevent de ſe perfectionner dans l'homme puiſque ce ſont les mêmes ſels qui montent de la terre dans les plantes dont ils font une partie de la ſéve ; que les plantes ſont mangées par les animaux, que les vegetaux, & les animaux nourriſſent l'homme ; donc ces mêmes principes paſſent & ſe degagent par degrés de la terre juſques dans l'homme où ils reçoivent la derniere elaboration de la Chimie naturelle, parce que l'homme a des organes plus parfaits & qu'il a auſſi plus de mouvement, de chaleur, & d'activité, c'eſt pour cela que lors qu'on veut du ſel volatil ou de l'eſprit d'urine ( qui n'eſt que ce même ſel en fuſion ) on ſe ſert de l'urine humaine pour l'en tirer par la Chimie artificielle.

E iij

L'existence de tous ces principes dans le Pissat de la Vache se peut démontrer de même que dans les plantes par l'analise Chimique, & puisque ce Pissat est separé de son sang, que son sang est fait de son chile, que son chile est fait des herbes qu'elle mange, & enfin que ces herbes tirent leur seve des sucs de la terre, on ne peut pas nier, que l'eau, les sels, les souffres, la terre & les parties tant fixes que volatiles, qui composent l'Eau de Mille-Fleurs ne soient les mêmes qui sont sorties de la terre & entrées dans la composition des plantes que nous connoissons, & que de plus il n'y ait des parties vivantes de l'animal, qui ont été fermentées, & volatilisées par les longues circulations & cohobations, & separées enfin par le mouvement intestin qui est dans toute la Machine.



Ceux qui regardent le pissat

de la Vache comme une liqueur simple, ou un excrément méprisable & inutile, ont tort, puisque c'est un composé de parties aqueuses, salsalées, terrestres salarmoniacales & souffrées, dont les extraits sont tirés par la nature même avec une proportion si juste & si exacte, qu'il est impossible, que le plus habile Chimiste puisse avec les mêmes materiaux, c'est à dire, avec un paquet d'hérbes, & tel degré de feu qu'il voudra, tels instrumens qu'il lui plaira d'inventer, & telles preparations tant & tant de fois réitérées, que bon lui semblera; il est impossible dis je quand il y mettroit une année de tems, qu'il puisse parvenir à faire une verrée de pissat artificiel, de même symmetriquement que la Vache avec les mêmes herbes, le levain de son estomac aidé de sa chaleur, & avec ses autres organes qui ne sont qu'un assemblage de tuyaux; en fera plus de quatre pots en moins de demi journée.

Toutes les urines sont analogues. Les principes des urines & des pissats des animaux sont analogues entre eux, & s'ils different, ce n'est que du plus ou du moins par raport au temperamment des differens animaux, dont ils sont tirés & aux levains propres & particuliers qui se rencontrent dans leurs visceres. Ils diférent aussi dans un même animal par raport à ses differens âges, & états, aux lieux qu'il habite, à sa différente nourriture, &c. Et dans l'homme En quoi elles different. à raison d'un plus haut degré de fermentation qui différe aussi dans les differens âges & dans les divers sujets. Le gout fait apercevoir encor une difference entre l'urine de l'homme qui est salée à cause du sel marin que nous mangeons, & celle de la Vache qui est amére à cause des composés

amers de fel, de terre & de
fouffre qui paffent des plantes
dans fon corps, ou le fel effentiel de ces mêmes plantes
conferve fa qualité , & comme il eft lié aux autres principes , il n'eft pas fi piquant &
participe davantage de l'a-mer.

Cela pofé ie n'ai pas de la
peine à comprendre les effets
& la maniere d'agir de l'Eau
de Mille-Fleurs. Je la regarde
comme une liqueur lixivielle
amére & faponaire , par confequent capable d'être un ve-
ritable diffolvant des concretions glaireufes , qui fe trouvent dans l'eftomac , & ailleurs , lefquelles ne font qu'u-
ne limphe fouffrée , falée &
terreftre epaiffie par la chaleur , & fixée par fes propres
fels. Ces concretions font plus
ou moins gluantes , plus ou
moins folides , felon la proportion des fouffres des fels &
des parties terreftres qui font

Par quoy ce reméde purge.

paſſées avec la limphe à travers les glandes ſtomacales ou
inteſtinales ; il faut noter que
ſouvent les perſonnes maigres
ſont plus farcies de ces glaires : la ſechereſſe qui fait leur
maigreur en eſt la cauſe &
l'effet tout enſemble. L'Eau de
Mille-Fleurs eſt donc propre
par ſes parties ſalino-ſulphu-
reuſes, terreſtres à diſſoudre,
& entrainer l'aſſemblage de
ces ſubſtances glaireuſes, &
endurcies, qui ſont la cauſe
antecedente des trois quarts
de nos maladies, & qui ſe
tiennent collées aux mem-
branes internes de nôtre eſto-
mac, & de nos inteſtins; cette
eau agit non ſeulement par
ſes ſels acres mélés de ſouffre
qui ſont dans la ſéroſité, qui
les détrempe, une eſpece de
ſavonade, laquelle eſt d'autant plus active que ſes parties ſont miſes en mouve-
ment par les particules ig-
nées de la chaleur naturelle,

Comme il ſe purge.

& par le mouvement peris-
taltique des inteſtins. Cette
ſavonade ne doit pas man-
quer de diſſoudre, & emporter toute la craſſe des premieres voyes : mais elle agit
encor par tout ce qu'elle a
de volatil, puis qu'elle contient un eſprit urineux armoniacal, & une portion mê-
me de l'alkaeſt, ou diſſolvant
univerſel, qui eſt renfermé
dans la roſée de May, laquelle
a paſſé avec les plantes dans
le corps de la Vache. C'eſt
par ſes parties volatiles & ſpiritueuſes armées de ſels Sa-
ponaires que l'eau de Mille-
Fleurs débouche les extremités
des canaux excretoires des
glandes inteſtinales pour en
faire dégorger toute la lym-
phe epaiſſie qu'elle y diſſout;
elle paſſe auſſi par les orifices
des ve nes lactées dans le ſang,
où elle excite une fermentation, par laquelle tout ce
qu'il renferme de parties groſ-

fieres eft chaffé *quâ datâ portâ.*
& s'unit facilement avec la
liqueur, qui luy eft analogue.
L'eau de Mille-Fleurs n'agit
pas feulement dans le fang
comme purgatif mais auffi
comme alterant, cela fe comprend affez. Ainfi c'eft un
furet qui ouvre toutes les voyes & pouffe facilement par
les felles, par les urines, &
par les fueurs.

Les vertus du fel armonial
volatil & de l'efprit d'urine
font affez connuës pour déboucher les obftructions tar-
tareufes des vifceres & du mé-
fentere, pour fubtilifer les
humeurs groffieres du fang,
pour le dépurer par les urines
& par la tranfpiration même
par les felles en tant qu'il ouvre toutes les glandes. Il fe
trouve dans le piffat de la Vache des principes à peu prés
femblables ; peut-être dira-
t'on qu'ils y font embarraffés
parmi les autres parties groffieres,

fieres, & ne font pas *fui juris* ; je l'avoüe, mais il eſt conſtant qu'ils y ſont réelement en puiſ-ſance & que la liqueur qui les contient étant diſtribuée dans nos vaiſſeaux, la Chimie naturelle ſçait parfaitement les débroüiller pour les met-tre en acte, & en détacher un principe ſalin volatil hui-leux ſemblable à celuy dont *Monſieur Leeuvenhoec* a obſervé de ſes propres yeux aidés du Miſcroſcope les effets qu'il produit ſur le ſang ; il en par-le dans la lettre qu'il écrit à *Mr. VVren.* qui eſt la 3. *de ſes experiences & contemplations*, où il dit qu'ayant mêlé une cer-taine quantité de ſel volatil huileux ſur une quantité pro-portionnée de ſang, dans le-quel il voyoit un certain nom-bre à peu-prés de globules, & leur groſſeur, il s'apperçeut en peu de temps, que ce ſel diviſoit les ſouffres du ſang, & diſſolvoit une partie, des glo-

Expe-rience phiſique qui con-vient au fait.

bules , lesquels disparoissoient & se confondoient parmi la serosité , c'est pour cela que ce sel rend le sang plus fluide, qu'il est febrifuge , & propre à faire suer & uriner.

En voila déja bien plus qu'il n'en faut pour établir la nature de ce reméde ; mais pour accomplir ces reflexions , il faut le comparer aux autres purgatifs, à raison de quoy je considere , que ceux qui abondent plus en parties résineuses purgent moins & irritent beaucoup, qu'au contraire ceux qui abondent en parties salines poussent plûtôt par les urines que par les selles , mais que ceux qui renferment ces deux principes mêlés , & proportionnés ensemble purgent tres bien ; ainsi les bons Praticiens corrigent les facheux effets des purgatifs résineux par l'addition du sel de tartre , correctif qui deviendroit inutile , ſi nous pouvions trouver un diſſolvant aqueux , au lieu des ſulphureux , propre à en tirer les extraits. C'eſt en cecy que j'admire l'addreſſe de la nature , qui ſçait trouver ce point de perfection , qui porte avec ſoy ſon correctif, auquel l'art ne ſçauroit parvenir, puiſ-que dans la ſeroſité du Piſſat de la Vache , elle tire ſi par-faitement ces extraits ſalins , huileux terreſtres &c. par ou elle fait ( ſi je puis m'enoncer de la ſorte ) une teinture de réſine ſalée, amére , ſulfureu-ſe & aqueuſe tout enſemble qui eſt un parfait purgatif, le-quel à cela de merveilleux qu'on peut le reïterer huit ou dix-jours ſans qu'il affoibliſſe. La raiſon que je peux donner de cét effet , eſt qu'il contient beaucoup de parties volatiles & ſpiritueuſes , qui ſont ana-logues à celles de nôtre ſang & les reparent. C'eſt pour cela qu'à meſure qu'il nous delivre

En quoy Celuy-cy ex-celle par deſſus ceux de l'art.

des mauvaises humeurs, qui nous apesentissoient, il nous fournit des esprits qui nous animent.

C'est de cette maniere que je comprend le mécanisme par lequel cette liqueur est propre à purger si doucement, si agréablement, & si abondamment tout à la fois les personnes à qui elle convient ; il est certain qu'en cela elle est inimitable.

En quel cas il convient. Il ne faut pas s'étonner si bien des gens ont été gueris de plusieurs maladies, d'obstructions & de glaires & de l'amas de certaines humeurs sur lesquelles les purgatifs ordinaires n'auroient eu prise que par un long usage, que l'on ne peut suporter assiduement, & qui auroit fait de plus grandes violences, car nous ne scaurions reïterer nos medecines si souvent à beaucoup prés que l'Eau de Mille-Fleurs.

Mais autant que l'Eau de Mille-Fleurs convient dans les cas fufdits, autant elle eft contraire à tous ceux dont les parties internes fe font trouvées quelque difpofition à l'inflammation, parce qu'il eft conftant qu'une liqueur qui eft amére & falée, *in receffu*, (puifque l'amer eft un fel compofé) eft capable d'exciter des acreurs & un fentiment de chaleur infupportable à certaines perfonnes. Elle eft par fon fel acre trop abondant vomitive, & trop purgative pour les perfonnes qui ont l'eftomac & les inteftins moins tapiffés de matieres muqueufes. Elle eft contraire à ceux dont le tiffu du fang fe trouve fec, parce qu'elle en augmente la fechereffe en vuidant puiffamment les férofités; à ceux dont les fibres de l'eftomac, des inteftins & des vifcéres fe trouvent trop tendues parce qu'elle en augmente la tenfion juf-

En quel cas il ne convient pas.

F iij

qu'à y caufer des dechiremens; en un mot à tous ceux dont l'effort & le reffort des parties folides n'eft pas en équilibre avec l'impulfion des liquides, parce qu'en introduifant dans le fang des parties qui ont trop de mouvement elle caufe des vibrations, des fecouffes, & des ebranlemens trop forts dans les parties mêmes organiques.

En quels cas il eft neutre. Quant à ceux qui n'avoient pas des grands amas d'humeurs à vuider, & qui étoient pourtant d'un temperament affez humide, elle ne leur a fait ny grand bien ny grand mal.

Ce fiftéme qui me paroit affez conforme à la bonne phyfique & aux experiences que j'ay citées, découvre clairement le jufte ufage que l'on peut faire de ce remede, & le regime que l'on doit fuivre en le pratiquant. Si je quitte la prévention, difpofi-

tion prochaine à l'erreur, je
ne peux m'empêcher d'aprou-
ver, & même de loüer l'Eau
de mille fleurs *Cæteris paribus.*
Il est vray qu'il faut en recti-
fier la pratique & en user
ainsi que de tout autre remede dans les cas & sur les personnes à qui il convient avec
prudence & avec métode, car
tout reméde donné à contre-
temps est pernicieux : & celui
ci autant qu'un autre; ainsi les
Medecins praticiens, doivent
être attentifs à ses effets pour
le rendre toûjours utile, & en
corriger les desordres : J'ay
dit les Medecins praticiens,
parce qu'aujourd'huy comme
du temps d'Hipocrate il en est
*Nomine quidem multi , re autem*
*pauci.*

Pour user de l'Eau de mille-
fleurs on choisira une Vache
jeune, bien saine, noire s'il se
peut ou rousse , qui ne soit
ny pleine, ny sur le point de le

c'est un
bon re-
mede.

Metode
d'user de
ce reme-
de.

devenir. Le tems le plus propre eſt le Printemps. Que la
Vache paiſſe dans ſdes Prez
fleuris & même ſon paturage
ſera meilleur dans un Prez de
montagne ou de colline que
dans des lieux trop humides,
bas & marecageux. Tous les
matins lorſqu'elle ſe leve on
reçoit ſon eau dans un vaſe
bien net couvert d'un linge
afin qu'elle paſſe à travers plus
proprement. Le malade boit
à jeun cette eau toute chaude,
la doſe eſt de huit ou dix onces, enſuite il ſe promene s'il
le peut, & prend deux heures
aprés un boüillon qui ne ſoit
qu'à demi fait, ou un boüillon
d'herbes. Si le malade ne peut
attendre le Printemps, il la
prendra en Hiver pourveu que
la Vache ſoit nourrie d'un
bon foin, & en Eté même
pourveu qu'il ſe tienne dans
un lieu frais & tranquille.
L'Autonne ſera auſſi propre
dans le beſoin.

*(marginalia: Le tems de l'élection.)*

*(marginalia: Sa doſe.)*

Je crois ( attendu les bonnes qualitez de ce remede ) que rien ne peut être tant utile au Public comme de nous apliquer à la maniere par laquelle on peut le rendre propre par quelques correctifs à ceux - là mêmes à qui il ne conviendroit pas, & à remédier surement & facilement aux inconveniens qu'il pourroit causer , puisqu'il ne s'agit pour cela que d'affoiblir les effets de son sel acre, en lenissant l'impression qu'il cause , & arrêtant sa fermentation lorsqu'elle est trop grande, c'est ce que je vais dire plus bas.

Il faut regarder cett'eau côme une eau minerale animale, c'est pour cela qu'on la prendra en se promenant pour la faire passer plus vite. On peut même aprés l'avoir bûe manger des anis confits, ou de la coriandre, &c. Il faut bien dîner avec des viandes de bons sucs selon le conseil d'Hipocrate , qui dit

Regime de vivre en prenãt l'eau de mille fleurs.

*aphor.*7. *fect.*2. que les corps de
ceux qui ont été extenuez ou
vuidez en peu de temps, doivent être reparés aussi promptement. On doit se nourrir
avec une diete qui humecte,
& relache, comme viandes
boüillies, veau, poulets, poul-
lardes, & viandes blanches ro-
ties, &c. On évitera l'excez
du vin pur, les liqueurs, tout
ce qui est salé & épicé, tout
laitage, fruits verds, & tout ce
qui est pesant & indigeste; c'est
pourquoy l'eau de mille fleurs,
quoy qu'à bon marché, ne
conviendra gueres à gens qui
n'ont pas un certain bien être;
L'apresdinée on ne dormira
point si elle donne au cerveau
(ce qui arrive souvent comme
font les eaux minerales) on se
réjoüira tout le jour & on se
promenera, elle produira même un meilleur effet si on la
prend en campagne : On sou-
pera selon son apetit, & l'on
se couchera à bonne heure

pour bien dormir la nuit. Si
l'on ne dormoit pas naturellement il faudroit procurer le
sommeil par quelque légere
émulſion, ou boüillon de pou-
let, avec des amandes pilées,
ou boüillon d'avoine, &c. Il
ſera bon de ſe préparer avant
d'en uſer par quelque petit
reméde anodin & emollient,
afin qu'elle paſſe le premier
jour, & qu'elle ne donne pas
tant à la tête ; On peut auſſi
commencer par en prendre
une fois ou deux en lavement
pour ſe mieux déboucher. Il
faudra la quitter ſi-tôt qu'elle
ne purgera plus, mais ſi elle
continuoit à purger trop long-
tems, on la quitera de même,
quoique bien des gens diſent
que l'on doit continuer d'en
prendre autant de tems qu'elle
continüe de vuider, je crois
pourtant qu'il ſufit de la prendre pendant huit jours environ, parce qu'il eſt certain
qu'une trop longue evacuation

eſt nuiſible , Hipocrate l'a dit *aphor*. 3. *ſeƈt*. 1. Lors qu'on la quitera on lavera de même ſes entrailles par quelque anodin pour en emporter l'acreur, & l'impreſſion du ſel amer pur-gatif, qui peut y être reſtée. Si elle excite pendant qu'on en uſera un trop grand ſenti-ment de chaleur, ou de ſeche-reſſe , qu'elle donne des inſom-nies , & des agitations,qu'elle irrite , ou qu'elle purge trop, il faudra la quitter & prendre des remedes oppoſés pour cor-riger ces mauvais effets , com-me des anodins faits avec une décoƈtion par exemple de raci-nesd'althæa,ou racines & fleurs de nimphæa , fleurs de mille-pertuis , & melilot , ſemences de lin,ou juſquiame,ou ſophia chirurgorū, autrement thalic-trum, ou pavot blanc, ou ſem-blables , dans quoy l'on dé-laiera un peu de moëlle de caſſe fraichement extraite , du ſyrop violat , de l'huile de lis blancs,

Cor-reƈtifs de ce remede.

blancs, ou de l'huile d'amandes douces, on pourra même
prendre cette derniere par la
bouche, &c. Des boüillons
amandés; des ptifannes avec
des amandes douces, ou la
graine de lin, les jujubes, l'a-
voine, la regliffe ou autres;
des juleps avec des eaux diftil-
lées de lis blancs, ou de pour-
pier, ou de chicorée fauvage,
ou d'oxitriphillum, dans lefquelles on delaïera le fyrop
d'althæa de Fernel, le violat,
le diacode, celuy de fleurs
de nimphæa, celuy de limon,
ou femblables, que l'on peut
boire même en fe couchant
fimplement battus dans une
verrée d'eau; & felon le cas
on prendra auffi quelque purgatif minoratif dans la me-
me indication &c. On peut
auffi couper l'eau de Mille-
Fleurs pour l'affoiblir avec un
tiers ou un quart d'eau de regliffe en d'orge, ou de Cap-
pillaires ou autres, & ainfi la

ménager pour des tempéramens delicats. La prudence d'un bon Medecin doit regler tout cela.

A qui ce reméde convient.

Ceux qui peuvent user de ce reméde sont ceux qui ont l'estomac platré de glaires & autres humeurs, ou qui ont trop de corpulence, & sont trop ventrus, ou qui ont des maladies accompagnées d'un sentiment de froid, telles que sont toutes celles que cause une humeur crasse & lente comme indigestions, paralisies, engourdissemens, obstructions &c. On peut s'en servir aussi contre les sciatiques, les rhumatismes, contre les fievres quartes ou intermittentes, qui ont de longs intervalles, &c. Il est certain que l'Eau de Mille-Fleurs fait des merveilles dans des cas, ou rien ne la contraindique, je suis obligé de rendre ce témoignage à la verité.

A qui il ne convient pas.

Ceux qui doivent l'éviter

font ceux , qui n'ont pas les
difpofitions qui l'exigent , ou
qui en ont au contraire quelqu'une à l'inflammation dans
quelle par ie interne que ce
foit , comme auffi ceux qui
font fujets à des maladies de
la poitrine , à moins que la
caufe n'en foit une humeur
craffe & lente , ou les matieres groffieres des premieres
voyes. Ce remede ne convient
pas non plus aux enfans à
moins qu'on ne le donne en
bien petite quantité pendant
peu de jours & même coupé,
& dans des cas extrêmes, comme de tumeurs froides , d'é-
croüelles, d'épilepfie provenan-
te des indigeftions de l'eftomac quicaufent fouvent aux
enfans des accidens convulfifs.
( Ie croirois pourtant ce remede par fon amertume un
bon antivermineux propre à
entrainer les matieres auf-
quelles s'attachent les œufs
des vers. ) Il ne convient
G ij

non plus aux vieillards parceque leur corps est trop desse-ché : on doit l'éviter dans le temps des grosses chaleurs, la raison dicte aussi qu'il ne sera pas si utile dans les païs chauds, que dans les plus temperés, c'est pourquoi je le crois plus propre aux Allemands & Hollandois qui ont le ventre plein de beurre & de graisse capables d'émousser l'effet des purgatifs acres, qu'aux habitans des contrées ardentes chez qui les humeurs s'enflamment facilement, cependant chaque reigle a ses exceptions.

J'ay oüi dire à quelques-uns que le petit lait, parce qu'il purge un peu, est presque la même chose que l'Eau de Mille-Fleurs. Je voudrois sçavoir si ces Messieurs conseilleroient l'Eau de Mille-Fleurs dans un soulévement de la bile, fievre ardente, inflammation & dans toutes les maladies ou cette humeur est attenuée,

agitée & exaltée de même que
l'on ordonne dans ces cas-là
le petit lait pour fixer les
parties de souffre trop agitées dans la masse du sang,
& calmer sa fermentation, &
même pour détruire les effets des sels acres dissolvans. Je
trouve ces deux liqueurs si op-
posées, que je donnerois le petit lait pour remedier aux dé-
sordres qu'auroit causés l'Eau
de Mille-Fleurs, & en effet le
petit lait est une eau de lait
aigrie, qui contient beaucoup
de parties nitreuses acides,
dont le propre est d'embar-
rasser, & d'arrêter le mouvement de la bile, les fermentations du sang, & des liqueurs
trop agitées, & quoyque dans
l'une & dans l'autre de ces
deux eaux il y ait beaucoup de
sels, il en est dans celle de Mille-Fleurs, qui a long-temps
circulé, davantage de volatils,
& plus de parties vivantes de
l'animal, que dans le petit

Diffe-
rence en-
tre l'eau
des Mil-
le Fleurs
& le pe-
tit lait.

G iij

lait, qui n'y a féjourné qu'un moment ; car le petit lait ne tire les principes que des globules du Chile, qui n'ont jamais été changés en fang, au lieu que les principes de l'Eau de Mille-Fleurs, comme j'ay dit, font tirés du fang propre.

En mettant ma Letrre au net j'en ay retranché, Monfieur, ce que j'ay crû n'y eftre pas effentiel, parce que vous étes plus que raffafié de toute forte d'erudition, & que je craindrois en étendant mon difcours de vous caufer du dégoût, plûtôt que de flatter vôtre apetit. L'empreffement que j'ay de vous écrire par cét ordinaire fait que je n'ay pas le temps d'en retrancher davantage, quoyque je fois perfuadé que vôtre délicateffe vous y fera trouver encor bien des endroits fades ; vous me les pardonnerés s'il vous plaît, comme la liberté que j'ay pris de

vous faire lire tant de baga-
telles. Ce qui m'a mis si fort
dans le goût où je suis des ob-
servations est une pratique
journaliere que j'ay fait Dieu
merci sain & sauve pendant
dix ans & que je continuë
dans le grand Hôtel-Dieu de
cette ville, ou j'ay vû & trait-
té prez de cinquante mille
malades, parmilesquels j'ay observé soigneusement des faits
( tant d'ouvertures de cada-
vres que de pratique ) si sin-
guliers, que l'observation fait
mes delices ; je pourrois même en communiquer les prin-
cipales & les plus extraordinaires à la Republique Me-
dicale, si je croyois que l'on
me tint compte au moins de
l'empressement que j'ay de me
rendre utile, & que l'on me
passat tout ce qui pourroit
s'y rencontrer de defectueux.
Permettés-moy donc s'il vous
plaît Monsieur, & trouvés
bon, l'attachement, que j'ay

aux curiosités de la nature
& de mon art, comme à me
dire avec un profond respect.
MONSIEUR &c.

PESTALOSSI D.M.

A Lion 1. Juin 1706.

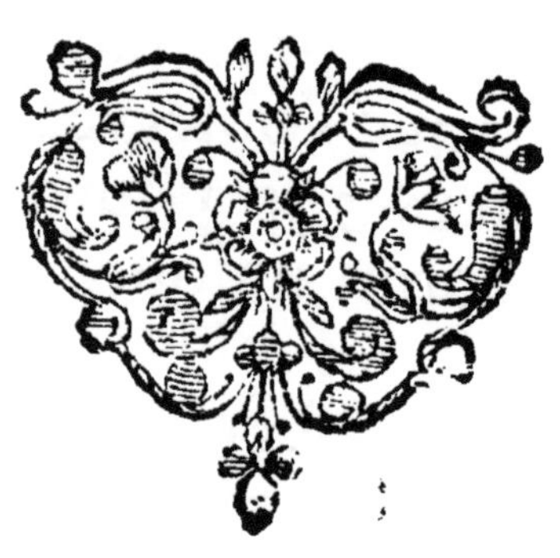

# EPREUVES

## PHISICO-CHIMIQUES.

*Qui demontrent les principes de l'Eau de Mille-Fléurs.*

APrés avoir achevé ma Lettre j'ay fait reflexion à ce que j'y ay dit page 54. Que les Principes que j'ay établis dans l'Eau de Mille-Fleurs peuvent se demontrer par l'analise chimique, cela m'a engagé à faire les épreuves qui suivent pour confirmer ce que j'ay avancé, en attendant que l'on en dissolve effectivement les principes par le moyen du feu.

Monsieur Tournefort Prince de la Botanique ( puisqu'il l'a portée à sa plus haute perfection, & dont les ouvrages, que l'on peut sans contredit

nommer parfaits, font & fe-
ront toûjours l'admiration des
connoiſſeurs ) a raſſemblé fort
nettement dans la Preface de
ſes herboriſations aux environs
de Paris, les régles par leſquelles on decouvre les principes
cachez des corps que l'on veut
examiner. C'eſt ſur le modéle
& l'exactitude de ſes experiences que j'ay fait les miennes.

J'ay pris du papier teint en
bleu avec le tourneſol ( tout
papier bleu n'eſt pas bon. )

¶ L'Eau de Mille-Fleurs n'a
aucunement alteré ſa couleur,
elle n'a fait que l'éclaircir &
la rendre azurée plus que n'a
fait l'eau de chaux, moins que
l'huile de tartre & l'eſprit volatil de ſel armoniac ; cette
experience fait voir que les
ſels qui dominent dans l'eau de
Mille-Fleurs ſont de la nature
du ſel aere, lequel ne change
point la couleur de la ſolution
du tourneſol, & que l'acide
n'y eſt point dégagé, puis qu'il

ne fait aucune impreſſion ſur le papier bleu, car l'acide le plus foible l'altére.

L'Urine humaine a teint le papier bleu d'un rouge couleur de feu, ce qui prouve, qu'il y a dans l'urine un acide aſſez fort, car les acides rougiſſent la teinture du tourneſol à proportion de leur force depuis un rouge foible juſqu'au plus vif;

¶ Le ſel acre de l'Eau de Mille-Fleurs détruit ſur le champ l'acide de l'urine, ſi l'on touche avec cette Eau l'endroit du papier bleu que l'urine a rougi : car auſſi-tôt le rouge diſparoit, & le papier reprend ſa premiere couleur ; preuve infaillible que l'acre de l'eau de Mille-Fleurs, abſorbe les acides de l'urine. Mais ſi l'on moüille le papier bleu avec de l'Eau de Mille-Fleurs qui fortifie ſa couleur, & qu'on le touche par deſſus cela avec l'urine, il ne rougit pas, par la même raiſon ; &

pour voir de combien l'acre de l'Eau de Mille-Fleurs surpasse l'acide de l'urine j'ay mêlé ces deux liqueurs une cuillerée de chacune, ce mélange n'a point alteré le papier bleu, j'ay mis ensuite deux cuillerées d'urine sur une d'Eau de Mille-Fleurs, le papier bleu n'a pas encor changé sensiblement, j'en ay mis trois le papier bleu est devenu tant soit peu violet, tout cela prouve combien l'acre de l'Eau de Mille-Fleurs est puissant.

¶ J'ai mis sur l'Eau de Mille-Fleurs de l'huile de tartre, il ne s'est fait aucun changement; preuve de leur analogie. L'urine mêlée à l'huile de tartre s'est troublée & a blanchi, parce que son acide s'est uni à l'alkali du sel de tartre.

¶ L'eau de Mille-Fleurs mêlée à l'esprit volatil de sel armoniac, n'a souffert aucun changement. L'urine humaine mêlée à l'esprit de sel armon

moniac est devenue blanche, &
épaisse par les mêmes raisons.

¶ L'Eau de Mille-Fleurs a fermenté avec l'esprit de Vitriol
de même que l'huile de tartre
fermente avec cet esprit acide.
L'urine & l'esprit de vitriol
n'ont point fermenté ensemble.

¶ L'Eau de Mille-Fleurs mêlée à la solution du sublimé
corrosif est devenuë blanche &
laiteuse à peu prés comme fait
l'huile de tartre avec la même
solution. L'urine n'a fait aucun changement sur la solution du sublimé corrosif, non
plus que l'esprit de vitriol.

¶ L'Huile d'Olive versée sur
l'urine a surnagé sans se mêler
combien que je l'aïe agitée ;
versée sur l'Eau de Mille fleurs,
elle a surnagé un moment, &
si tôt que j'ai agité le tout, il
s'est fait un mélange parfait,
& une coagulation, comme
fait l'huile avec l'eau de chaux
lors qu'on les agite ensemble,

parce que les sels acres de l'eau de chaux , comme font ceux de l'Eau de Mille-fleurs , divisent les soufres de l'huile, & les tiennent écartez. Nous voïons aussi tous les jours que l'huile nage sur l'eau , & que pour unir ces deux liqueurs incompatibles, il ne faut qu'y ajouter du sel marin, ou du sucre , &c. parce que l'eau dissout les sels & que les sels dissolvent les soufres.

Les experiences cy-dessus ont été faites avec l'Eau d'une Vache qui pait dans un lieu où se trouvent plusieurs bonnes plantes, dont bien des personnes ont pris qui en ont été tres purgées. J'ay pris ensuite l'eau d'une autre Vache qui paît dans des Prez sur le rivage du Rône, & j'ay trouvé par les expériences, que j'ai reïterées, que cette seconde Eau de mille-fleurs , donnoit des marques d'un acide , qui n'avoit point paru dans la premiere ;

entre autres elle a fermenté avec l'esprit volatil de sel armoniac , elle est devenuë blanche & epaisse , ce que la premiere Eau de Mille-Fleurs n'avoit pu faire ; cette seconde a pourtant fermenté avec l'esprit de Vitriol de même que la premiere , & ainsi son sel acre étoit assez fort pour fermenter avec un acide , & elle avoit assez d'acide pour fermenter avec un acre puissant. La même Eau de Mille-Fleurs , je veux dire la seconde n'a pas rougi le papier bleu , ce qui fait voir , que son acide est embarrassé, & ne se degage que par la presence d'un puissant alkali. Cette seconde Eau a detruit le rouge que l'urine humaine avoit fait sur le papier bleu , de même que la premiere , ce qui prouve son sel acre , mais l'urine a rougi le papier bleu par dessus cette seconde Eau , ce qu'elie n'avoit pu faire sur la premie-

re; donc l'acre de la seconde
est beaucoup plus foible, que
celui de la premiere.

Ces epreuves conviennent
parfaitement avec tout ce que
j'ay dit dans ma Letrre, & les
dernieres me paroissent bien
utiles pour éprouver la qualité
des differentes eaux de Mille-
Fleurs, & en connoitre les
vertus avant que d'en user.
Il est constant que la premiere, dont je me suis servi, est
tres purgative, puis qu'elle a
donné des marques d'un sel
acre plus parfait, que la seconde. De même que l'urine
humaine ne purge pas com-
me l'Eau de Mille-Fleurs, parce que le sel acide degagé
qu'elle contient empêche l'é-
fet du sel acre purgatif, de
même aussi l'Eau de Mille-
Fleurs, qui est moins acre,
purge plus foiblement que
celle qui donne toutes les
preuves d'un acre parfait.
Cependant un Medecin sçau-

ra se servir utilement de l'u-
ne & de l'autre ; car celle qui
est plus acre , sera aussi plus
propre à dissoudre un sang é-
pais, huileux, noir , & grossier
chargé même de parties acides , qui causera des obstructions , des maladies hipocon-
driaques , des retentions , &
supressions , &c. mais elle sera
dangereuse en même-tems par
la trop grande quantité de son
sel acre à gens, dont le sang ne
sera pas fort chargé d'acide, ny
dans les dispositions ci-dessus,
parce que son acre excitera des
vomissemens , des purgations
trop fortes , des dissolutions
même dans les soufres du sang;
des agitations , des chaleurs ,
des maux de tête, & de poitrine , &c. ainsi que je l'ay dit
avant d'avoir fait ces epreuves. L'Eau de Mille-fleurs qui
est moins acre , & qui renferme plus d'acide, peut avoir son
usage en certains cas où il
n'est pas à propos d'introduire

tant de sels acres dans le sang des malades.

Cela fait clairement voir que ce remede doit être traité ferieufement , puifque de l'Eau de Mille-fleurs à l'Eau de Mille-fleurs, il fe trouve autant de difference que d'un temperament à un autre , & que pour ne point faire de fautes contre la fanté ( il n'en eft jamais de petites ) il faut non-feulement bien connoitre par les epreuves ci-deffus la qualité de l'Eau de Mille - fleurs que l'on veut, ou que l'on doit prendre , & le temperament du malade, mais encor le raport de l'un à l'autre. Donc ce remede quoique bon, ne doit pas être pris au hazard , & n'eft pas univerfel : puifqu'au travers de fes bons effets, il eft en certains cas tres dangereux, & par là j'acheve de prouver ce à quoy je me fuis engagé dans ma Preface.

Toute ces experiences dé-

montrent que dans l'Eau de
Mille-fleurs, la limphe est char-
gée de parties acres qui dominent & que l'acide y est plus
ou moins embarrassé ; son
odeur forte & penetrante
prouve ses parties volatiles ; sa
couleur jaune ambrée dénote
ses parties soufrées subtiles ; &
son gout amer s'acorde avec
les mêmes expériences sur la
qualité de ses sels.

Quelqu'un souhaiteroit peut-
être que l'on eût fait l'analise
chimique de l'Eau de Mille-
fleurs par le moyen du feu ;
Je reponds à cela que l'on
doit ajouter foy aux epreuves
ci-dessus, parce que ces sortes
de mélanges denotent les
corps de differente nature selon
des régles incontestables chez
les artistes, plus sures même
que les préparations faites avec
le feu, parce que le feu degui-
se souvent les principes &
change la qualité du composé.

On me dira encor à quoy

bon prendre l'excrement d'un animal puisque nous avons des eaux minerales authorisées depuis si long-temps, lesquelles débouchent les obstructions, purgent & font les mêmes effets que l'Eau de Mille-Fleurs. Je réponds que la difference est tres-grande entre ces deux remedes ; les eaux minerales n'agissent que par les principes qu'elles ont tirés de la terre en passant par differentes mines comme de soufre, de fer, de vitriol, d'alun & autres dont elles se chargent en les dissolvant ; mais ces principes terrestres ne font pas à beaucoup prés si subtils, ny si parfaits que ceux qui ont passé par les pores des racines des plantes, & qui ont long-temps fermenté & dans les plantes & dans le corps de la Vache, comme je l'ay assés démontré. L'eau minerale est infiniment plus grossiere que l'Eau de Mille-

Fleurs , puisque celle-cy est toute analogue à nôtre sang & à nos liqueurs , toute spiritueuse & toute animée ; & l'autre est toute étrangere. Il y a mille differences entre elles que chacun se dira aisément en refléchissant sur tout ce que j'en ay rapporté. D'ailleurs les eaux minerales ne valent rien transportées, elles n'ont qu'une saison , & ordinairement on ne peut pas les aller prendre au printemps , qui est cependant le temps le plus propre aux remédes & qui convient le mieux à l'Eau de Mille-Fleurs. J'avouë pourtant qu'il est certaines eaux mineralles qui conviennent à certaines maladies & à certains sujets ausquels l'Eau de Mille-Flears ne sçauroit s'approprier ; ainsi chacune aura son merite , mais l'Eau de Mille-Fleurs ne laissera pas de faire quelque jalousie à l'Eau minerale.

¶ J'ay voulu encor éprouver la difference du petit lait à l'Eau de Mille-Fleurs. Le petit lait a rougi le papier bleu plus que l'urine ; il l'a rougi par dessus l'Eau de Mille-Fleurs, ce que l'urine ne peut faire sur la plus acre : preuve que l'acide du petit lait est bien fort sur l'acre de l'Eau de Mille-Fleurs : mais ce qui le prouve encor d'avantage, c'est que le petit lait mêlé à la premiere eau de Mille-Fleurs, ou à la plus acre, l'a troublée & blanchie : cette derniere épreuve m'a fait bien du plaisir puisqu'elle confirme parfaitement ce que j'avois dit dans ma lettre que le petit lait étoit opposé à l'Eau de Mille-Fleurs, & pourroit servir de remede a détruire ses mauvais effets.

## COROLAIRE.

Ceux qui ont pris l'Eau de Mille-Fleurs & l'ont quittée doivent encor pendant quelque tems vivre avec un certain regime , qui ne puisse point rapeler la maladie precedente ; Car je sçay des personnes à qui les viandes maigres , & les cerises ont renouvellé quelques indigestions & pesanteurs d'esthomac aprés avoir usé de ce remede dans le dessein de se guerir des mêmes indispositions.

## EPILOGUE.

Il me semble que j'entends bien des gens raisonner ainsi ... Ce Medecin veut nous ôter tout l'agrément que nous trouvons en l'Eau de Mille-Fleurs qui est de nous guerir de nos maux independament des régles génantes que son art

preſcrit ; Nous nous flattions
de pouvoir à l'avenir en uſer
toutes les fois que nous ſe-
rions incommodés , ſans autre précaution , & ſans tout
cét accompagnement de re-
medes dont la ſeule penſée
fait ſoulever le cœur ; Mais
quel décompte s'il faut l'en
croire! Puiſque l'Eau de Mille-
Fleurs ſelon luy à beſoin d'ê-
tre quelquefois precedée par
des remedes anodins , & doit
auſſi eſtre ſuivie par les mêmes remedes & par un leger
purgatif , qui conſiſte ſelon
ſon ſens en teinture de rhu-
barbe , manne , ſyrop &c.
pour emporter ſon acreur.
Puiſque ceux à qui elle convient par raport aux glaires
de leur eſthomac , mais qui
ſont d'ailleurs d'un temperament ſec, auquel elle ne convient point , doivent en la
prenant s'empêcher d'enfla-
mer le tout en voulant faire
du bien à une partie , à raiſon

de

de quoy il faut qu'ils s'hu-
meĉtent beaucoup , ſoit par
le regime de vivre , par la
bonne & frequente nourriture de viandes qui conviennent , ſoit par les boüillons
de veau , de poulets , d'amandes &c. Afin d'empêcher que
ce remede ne les deſſeche
d'avantage en vuidant le peu
qu'ils ont d'humidités , parce qu'il produit en eux des
effets bien differents de ceux
qu'il cauſe dans les perſonnes qui ſont d'un temperament humide. Ce n'eſt pas
encor aſſez ; outre la qualité
que l'Obſervateur de l'Eau de
Mille-Fleurs y reconnoit d'in-
ciſer , & purger par ſon ſel ,
acre les matieres qui crou-
piſſent dans l'eſthomac &
dans les premieres voyes , &
celles même de la maſſe du
ſang : il dit encor que ce
remede excite des fermentations dans les liqueurs de nôtre corps , par leſquelles il

donne des maux de tête quelquefois même aprés l'avoir quitté , il fait beaucoup uriner , transpirer , & suer ; quelquefois aussi il fait sortir des boutons , furoncles , dartres &c. Parquoy il prouve que l'Eau de Mille - Fleurs laisse dans le sang des impressions d'acreur , ou des sels qui y fermentent , qu'il conseille que l'on corrige par les anodins , par des purgatifs doux , par des bains si le desordre étoit grand , par des emulsions bien claires , orzats, juleps , par des acides , du petit lait &c. Il veut encor que l'on fasse un examen sur l'eau des differentes Vaches , il en établit de plus & de moins acre ; si nous devons nous conformer à tout cela , ce remede demandera plus d'attention & de secours que nous n'avions pensé , & nous voila dans l'embarras

que nous voulions eviter ;
Eſt-il poſſible que jamais on
ne trouvera un reméde ai-
ſé & univerſel avec lequel
nous puiſſions eſtre les Medecins de nous mémes.

Voilà ce que je m'imagine
que le public ſe dira aprés
avoir lû ma lettre ; Mais ce
n'eſt pas aſſés de ſouhaiter un
reméde univerſel , il faudroit
encore le demander agreable à
prendre & d'un meilleur goût
que l'Eau de Mille-Fleurs ſi cela ſe pouvoit. Cependant je
prevois que cette découverte
n'eſt pas poſſible, que l'on con-
noîtra dans la ſuite la verité de
mes experiences , & des con-
ſequences que j'en ay tirées, &
que pluſieurs perſonnes ſe dé-
gouteront de l'Eau de Mille-
Fleurs par l'obligation où elles
ſe verront reduites de joindre
au d'éboire que ce reméde
cauſe , les avis , & les ſecours
ordinaires de la Medecine, ne-
ceſſaires pourtant à qui vou-

I ij

dra la prendre avec seureté & utilité ; Parce que dés-lors que chacun ne pourra plus en user de sa tête , & qu'elle sera regardée comme un reméde serieux , ordonné & dirigé par un Medecin , on y reflechira sans doute plus long-temps que l'on n'a fait jusques à cette heure ; il est vray que j'admire , convaincu de l'amour que chacun sent pour soymême , la temerité , & la confiance aveugle avec laquelle on s'est exposé à en faire l'epreuve.

C'estoit le devoir ce me semble d'un Medecin zelé d'examiner ce reméde afin de le perfectionner s'il étoit bon , ou de le détruire s'il étoit nuisible , & je crois que l'on ne me sçaura pas mauvais gré du petit soin que j'ay pris de former selon mes foibles conjectures quelques essais des régles que l'on doit suivre dans ce reméde-là : En quoy j'ai agi en homme public, qui ne doit par conſequent s'attacher à aucun interêt particulier, & j'ay rendu au Reméde à la mode toute la juſtice qu'il merite en ſatisfaiſant à mon devoir. C'eſt pourquoy je finis par cette petite recapitulation, & je dis que l'Eau de Mille-Fleurs eſt un reméde utile puiſqu'elle a produit pluſieurs bons effets qui ſont inconteſtables; Qu'elle ne convient pas à toute ſorte de maladies n'y de temperaments ; Qu'elle a beſoin d'être rectifiée par une bonne methode, laquelle rendra ſon uſage plus aſſeuré & plus utile ; Qu'elle laiſſe ſouvent des ſuites facheuſes que l'on doit corriger; Qu'elle eſt tres dangereuſe en pluſieurs rencontres ; Que l'on doit pour en uſer ſagement entrer dans la nature, la qualité, & la maniere d'agir de ce reméde, & avoir égard aux maladies, aux perſonnes aux lieux & temps, & aux experiences qui en ont été faites. Enfin que de ceux qui voudront la prendre ſans aucune conſideration quelques-uns pourront à la verité en eſtre contents, mais la plûpart s'en trouveront ou moins ſoulagés, ou fort incommodés: Parce que Hipocrate a dit de quel remede que ce ſoit *Experimentum periculoſum.*

# F I N.

⚜⚜⚜⚜⚜⚜⚜⚜⚜⚜

# PERMISSION.

SUR la requisition de Monsieur Pestalossi Docteur Medecin agregé au Colege de
cette ville. Je Consens qu'il
luy soit permis de faire im-
primer un Traité sur le *Re-*
*mede de Mille-Fleurs*, avec les
defenses accoustumées. Fait à
Lyon ce 16. Juin 1706.
                    AUBERT.

---

SOit fait suivant les Con-
clusions du Procureur du
Roy. A Lyon le 28. Juin
1706.
                    DUGAS.

Ledit sieur Pestalossi a cedé
la Permission cy-dessus à Ma-
dame, la veuve Guillimin & au
Sieur l'Abbé libraire. A Lyon.

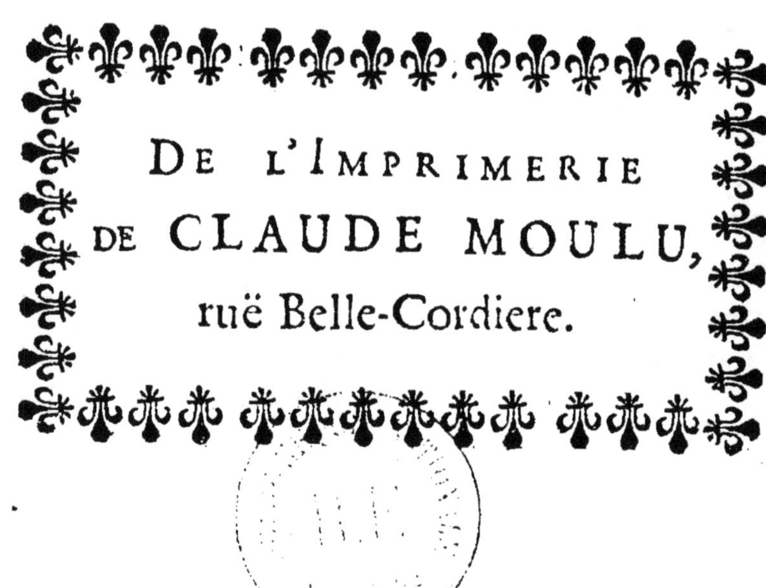

DE L'IMPRIMERIE
DE CLAUDE MOULU,
ruë Belle-Cordiere.

www.ingramcontent.com/pod-product-compliance
Ingram Content Group UK Ltd.
Pitfield, Milton Keynes, MK11 3LW, UK
UKHW031840170726
13836UKWH00004B/1796